Sweta Gupta
Preeti Bhattacharya
Juhi Ansar

Avaliação da reabsorção radicular apical durante a retração anterior

Sweta Gupta
Preeti Bhattacharya
Juhi Ansar

Avaliação da reabsorção radicular apical durante a retração anterior

Reabsorção radicular de molar para molar

ScienciaScripts

Imprint

Any brand names and product names mentioned in this book are subject to trademark, brand or patent protection and are trademarks or registered trademarks of their respective holders. The use of brand names, product names, common names, trade names, product descriptions etc. even without a particular marking in this work is in no way to be construed to mean that such names may be regarded as unrestricted in respect of trademark and brand protection legislation and could thus be used by anyone.

Cover image: www.ingimage.com

This book is a translation from the original published under ISBN 978-3-659-83835-4.

Publisher:
Sciencia Scripts
is a trademark of
Dodo Books Indian Ocean Ltd. and OmniScriptum S.R.L publishing group

120 High Road, East Finchley, London, N2 9ED, United Kingdom
Str. Armeneasca 28/1, office 1, Chisinau MD-2012, Republic of Moldova, Europe
Printed at: see last page
ISBN: 978-613-4-95884-4

ÍNDICE DE CONTEÚDOS

Avaliação da reabsorção radicular apical durante a retração anterior:

Um estudo de tomografia computorizada

A reabsorção radicular apical externa (RRAE) é uma sequela comum e indesejável do tratamento ortodôntico. É definida como um encurtamento definitivo e permanente do ápice da raiz que é tipicamente documentado por meio de radiografia. [1] A EARR é caracterizada pela perda da camada superficial de células que protegem a raiz do dente. Como resultado, os dentes podem perder a sua função e, em casos graves, podem ser esfoliados.[2]

Uma relação coroa/raiz favorável é importante para suportar o dente e resistir às forças oclusais.[3] A RRAE ocorre durante o tratamento, quando as forças no ápice excedem a resistência e a capacidade reparadora dos tecidos periapicais.[4] O aumento da reabsorção radicular tem sido observado durante a movimentação ortodôntica dos dentes, quando comparado com a reabsorção radicular fisiológica em humanos.[5] A incidência de reabsorção radicular apical durante o tratamento ortodôntico pode variar de 5% a 18%. Cerca de 5% dos adultos e 2% dos adolescentes são susceptíveis de ter pelo menos um dente que reabsorve mais de 5 mm durante o tratamento.[6]

Muitos fatores associados à reabsorção radicular apical têm sido relatados.[7,8] A reabsorção radicular pode começar no início da fase de nivelamento e alinhamento do tratamento ortodôntico, pois a distribuição de tensões ao longo das raízes durante o movimento corporal é menor do que a concentração de tensões no ápice causada pela inclinação.[9] Quando se considera a direção da força e o movimento dentário, a intrusão dos dentes causa cerca de quatro vezes mais reabsorção radicular do que a extrusão.[10] As forças intrusivas, juntamente com o torque lingual da raiz e o movimento de jiggling, continuam sendo as forças mais influentes na causa da RRA.[11]

Capítulo 1

INTRODUÇÃO

A protrusão dentoalveolar é uma má oclusão comum que leva os doentes a procurar tratamento ortodôntico. Uma das principais razões pelas quais os pacientes procuram tratamento ortodôntico é para melhorar a sua aparência facial. A modalidade de tratamento convencional é a extração dos primeiros pré-molares e a retração dos dentes anteriores com ancoragem máxima.[12] A retração excessiva dos dentes anteriores pode resultar em sequelas iatrogénicas, como a reabsorção radicular.[13]

Embora a reabsorção radicular possa ser detectada por meios como radiografias periapicais, radiografias panorâmicas, radiografia de substracção, microscópio de luz e microscopia eletrónica de varrimento, estes métodos estão sujeitos a erros de ampliação e a uma reprodutibilidade pouco fiável.[14] As técnicas histológicas foram consideradas exactas, mas não podem ser utilizadas para a avaliação clínica de rotina. As radiografias convencionais fornecem apenas representações bidimensionais e podem subestimar ou sobrestimar a quantidade de perda de estrutura radicular. Foi demonstrado que as radiografias panorâmicas sobrestimam a quantidade de perda dentária em 20% ou mais em comparação com a radiografia periapical[15] e foi demonstrado que as radiografias periapicais digitalizadas subestimam a reabsorção radicular apical em comparação com um scanner de tomografia computorizada.[16]

O desenvolvimento recente de imagens e análises tridimensionais permite uma medição exacta sem sobreposição. O Dentascan é um programa de software de tomografia computorizada (TC) que permite obter imagens da mandíbula e da maxila em três planos: axial, panorâmico e transversal. É um software interativo de imagens de TC que combina o poder e o detalhe das imagens de TC com a conveniência de interagir com as imagens num computador.[17]

Embora muitos estudos tenham estudado a EARR, muito poucos estudos examinaram os dentes permanentes de primeiro molar a primeiro molar com uma técnica radiográfica adequada.

O objetivo do estudo foi investigar a prevalência e o grau de reabsorção radicular induzida ortodonticamente após tratamento com aparelhos fixos em dentes permanentes, de primeiro molar a primeiro molar, após retração em massa dos dentes anteriores.

Capítulo 2

MATERIAL E MÉTODO <u>FONTE DE DADOS:</u>

Os indivíduos que se apresentaram no Departamento de Ortodontia e Ortopedia Facial do Instituto de Ciências Dentárias, Bareilly, e que necessitavam de tratamento ortodôntico, foram incluídos no estudo após a obtenção de um consentimento informado e escrito dos pacientes e dos seus tutores. O estudo foi aprovado pelo comité de ética do Institute of Dental Sciences, Bareilly.

<u>CRITÉRIOS DE INCLUSÃO DE PACIENTES:</u>

1. Indivíduos que necessitam de retração dos dentes anteriores no espaço de extração do pré-molar I (protrusão bimaxilar de Classe I, más oclusões de Classe II Div 1 e Classe I Tipo 2).

2. Idade do paciente - 15 a 24 anos.

3. Pacientes com protrusão dentoalveolar anterior com apinhamento mínimo ($\leq$3mm).

4. Sem historial médico significativo

5. Não utilização de medicamentos anti-inflamatórios durante pelo menos 6 meses antes ou durante o estudo.

6. Os pacientes com boa saúde periodontal e que mantinham uma boa higiene oral foram selecionados para   o estudo   .

<u>CRITÉRIOS DE EXCLUSÃO DE DOENTES:</u>

1. Pacientes que apresentem quaisquer sinais de doença periodontal ativa, história dentária traumática anterior ou tratamento ortodôntico.

2. Indivíduos com problemas endodônticos tratados inadequadamente e bruxismo.

3. Doentes sob **terapêutica** prolongada com corticosteróides.

4. Quaisquer sinais de reabsorção radicular apical externa observados no primeiro exame.

5. Pessoas que tomam medicamentos que abrandam o metabolismo ósseo, como os bisfosfonatos e os AINEs.

<u>REGISTOS DOS DOENTES:</u>

Após a seleção dos pacientes, foram efectuados registos de rotina de todos os pacientes, tais como uma história detalhada do caso, modelos de estudo, fotografias extra-orais e intra-orais. Para além disso, foram também adquiridas tomografias computorizadas. Todos os registos foram efectuados em várias fases, uma no início do tratamento (pré-tratamento), outra a meio do tratamento e outra no final da retração (pós-tratamento).

Tomografia computorizada

A tomografia computorizada foi utilizada para avaliar as alterações na reabsorção radicular antes e depois da retração dos dentes anteriores. Todos os exames de TC foram efectuados por um único radiologista experiente, utilizando o mesmo tomógrafo.

Os exames de TC (GE Bright Speed 16 Slice China) foram obtidos para ambas as arcadas maxilar e mandibular com uma espessura de corte contígua de 0,625 mm a 120 kV, 175 mA, com a largura da janela definida para 1500 HU e 360 rotações^0 .
A imagem resultante foi depois reconstruída utilizando o software Dentascan (GE, EUA) (Figura 1). As mesmas medições foram repetidas após a conclusão da retração.

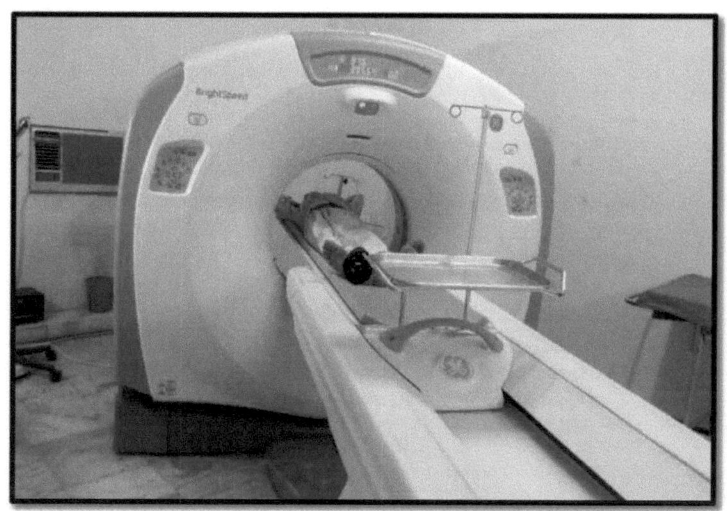

Figura 1: Máquina de tomografia computadorizada GE Bright Speed 16

MÉTODO

Após a seleção dos casos (2a,2b), os primeiros pré-molares indicados foram extraídos e os pacientes foram colados com braquetes MBT 0.022 slot (Unitek™ Gemini MBT™ Metal Brackets), o alinhamento inicial e o nivelamento dos arcos envolvidos foram feitos usando fio de NiTi 0.016" e, posteriormente, até que um fio de aço inoxidável 0.017 x 0.025" se encaixasse passivamente nos slots do braquete (Figura 3a & 3b). Para reforçar a ancoragem, foi utilizado o TPA (Trans Palatal Arch) (Figura 4) em todos os pacientes. Em pacientes com padrão de crescimento vertical (FMPA>30°), juntamente com o TPA, 2nd molares foram incluídos na unidade de ancoragem através da colocação de um acessório ligado e ligando o primeiro e segundo molares.

Após a conclusão do alinhamento e nivelamento, foi realizada uma retração em massa na arcada inferior (fio de trabalho 0,017 x 0,025" de aço inoxidável), utilizando mecânica de deslizamento (Figura 5a & 5b). A retração foi realizada com mola helicoidal fechada de NiTi (GAC Sentalloy, extra pesada), exercendo uma força de 250 gm de cada lado. A mola helicoidal foi estendida do canino até o primeiro molar. Os seis dentes anteriores foram amarrados numa figura de oito segmentos.

Foi efectuada uma retração em massa na arcada superior utilizando a mecânica de alças (Figura 6a & 6b). Foi efectuada uma figura de 8 no segmento anterior, desde o canino de um lado até ao canino do outro lado. A mecânica segmentar com alça em T, fabricada com fio TMA 0,017" 0,025" foi usada para a retração em massa na arcada superior. Foram realizadas seis dobras de pré-ativação no T-loop (Figura 7). Foi incorporado um total de 180° de curvatura, compreendendo 4 curvaturas de 25° cada no braço horizontal do T-Loop e 2 curvaturas de 40° cada no loop. Foi efectuada uma ativação experimental para aliviar a tensão e, em seguida, o T-Loop foi ligado na arcada. Foi feita uma ativação inicial de 5 mm. As alças foram activadas com um intervalo de 6-8 semanas.

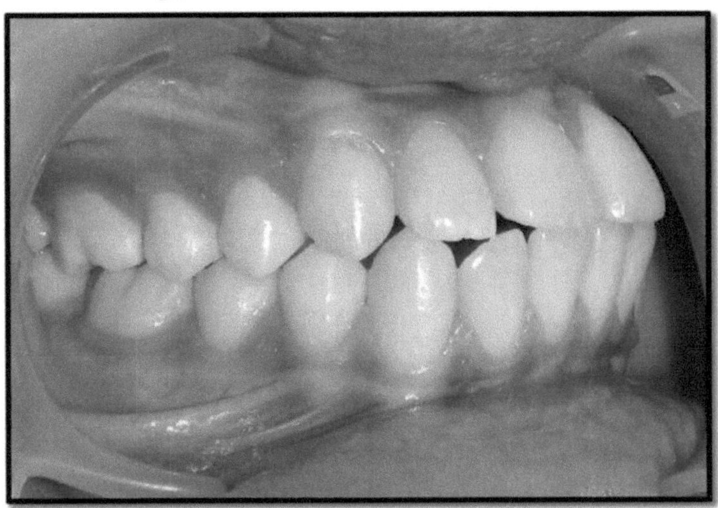

Figura 2a: Fotografia intra-oral antes do tratamento

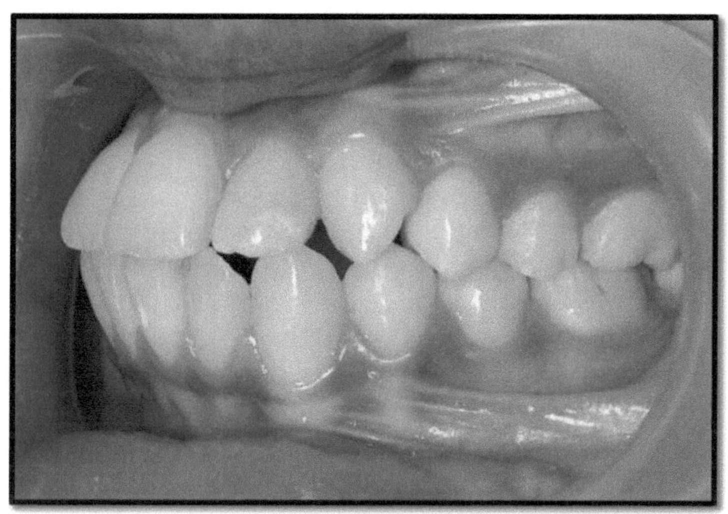

Figura 2b: Fotografia intra-oral antes do tratamento

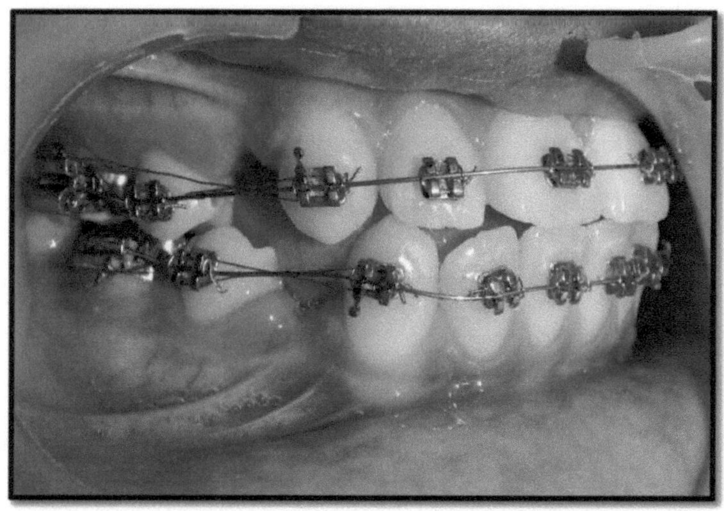

Figura 3a: Alinhamento e nivelamento iniciais

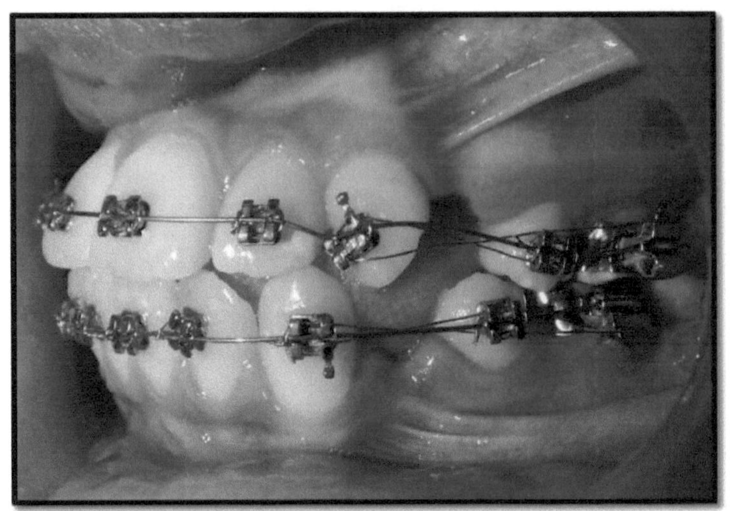

Figura 3b: Alinhamento e nivelamento iniciais

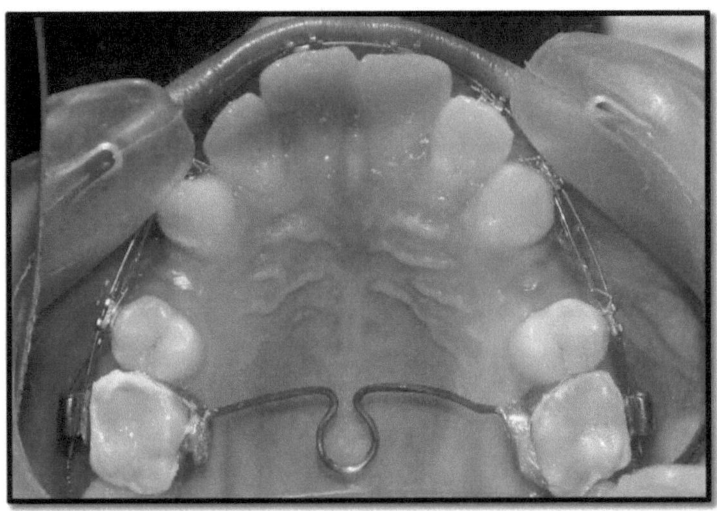

Figura 4: Arco trans palatino

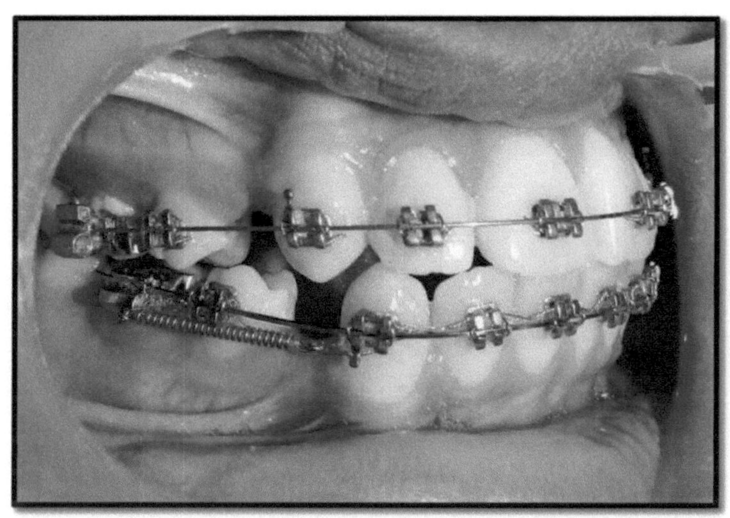

Figura 5a: Retração em massa na mandíbula

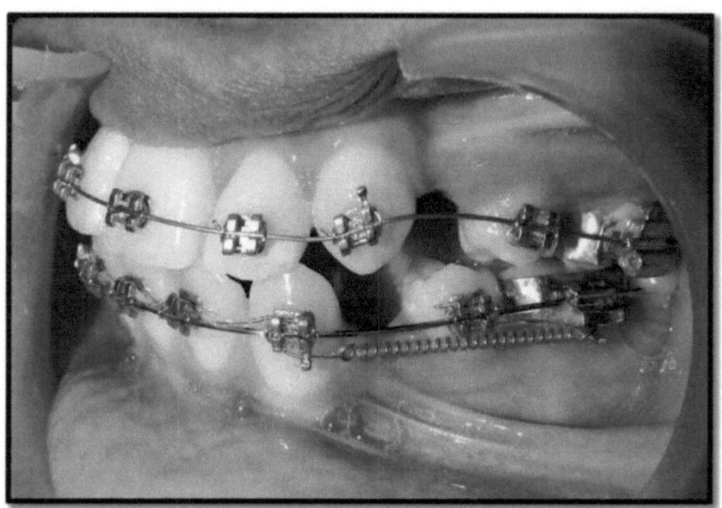

Figura 5b: Retração em massa na mandíbula

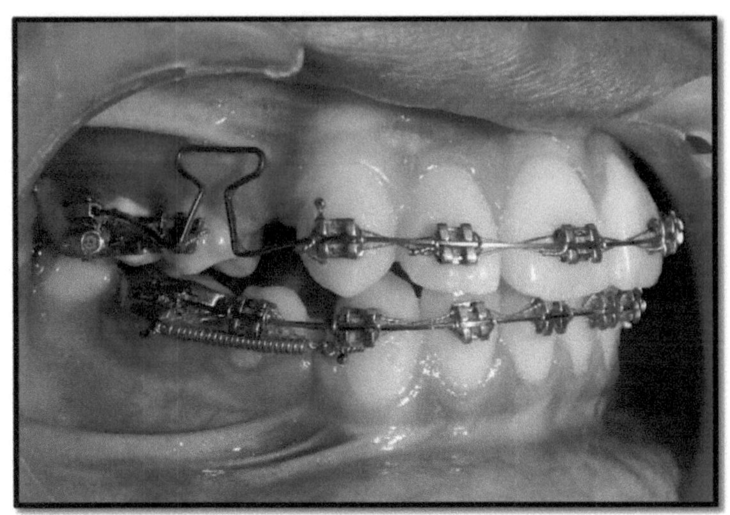

Figura 6a: Retração em massa na maxila

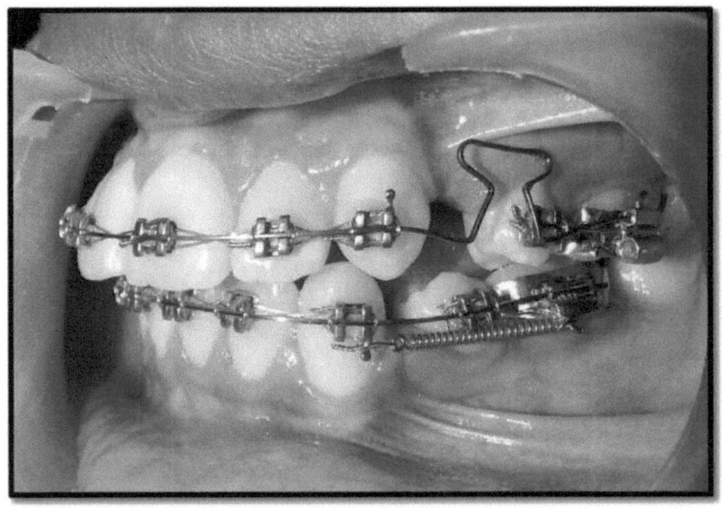

Figura 6b: Retração em massa no maxilar

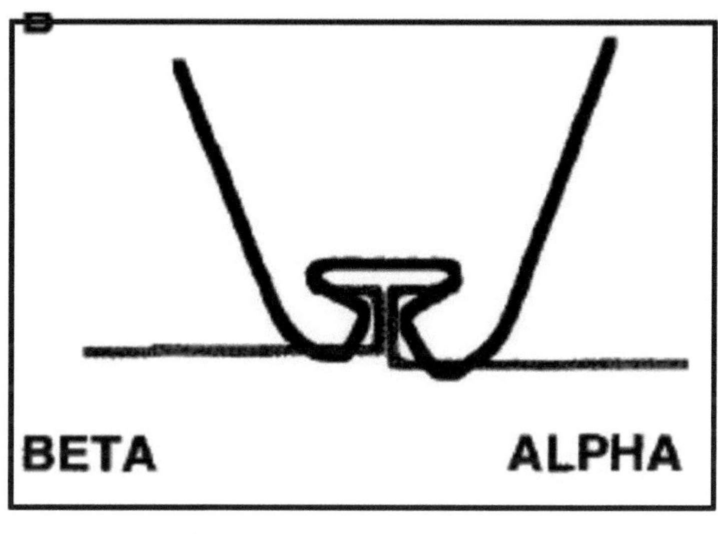

Figura 7: Circuito em T pré-ativado

Tomografia computorizada

Para avaliar as alterações na reabsorção radicular, foram obtidas imagens de TC antes da retração (T_0) e depois da retração (T_1). As reconstruções foram efectuadas de modo a que os cortes axiais ficassem perpendiculares ao longo eixo do dente/raiz. Isto proporcionou uma visualização óptima do dente/raiz nos planos axial, coronal e sagital. Uma linha de referência foi colocada conectando as junções vestibular e palatina/ lingual do cemento esmalte (Figura 8a). Paralelamente a esta, uma segunda linha de referência foi colocada no ápice da raiz. Sem acesso a radiografias ou protocolos prévios, a distância perpendicular entre essas linhas de referência foi medida entre os incisivos e os primeiros molares por um dos autores. Nos dentes totalmente irrompidos, nos quais a junção cemento-esmalte (JCE) e o ápice puderam ser claramente identificados, a distância foi medida com aproximação de 0,01mm (Figura 8B). Nos dentes com múltiplas raízes, cada raiz foi avaliada separadamente. As mesmas medidas foram repetidas após o término da retração. As medidas em T_1 foram realizadas nos mesmos níveis de corte que as medidas em T0. Todas as medidas foram determinadas por um único investigador.

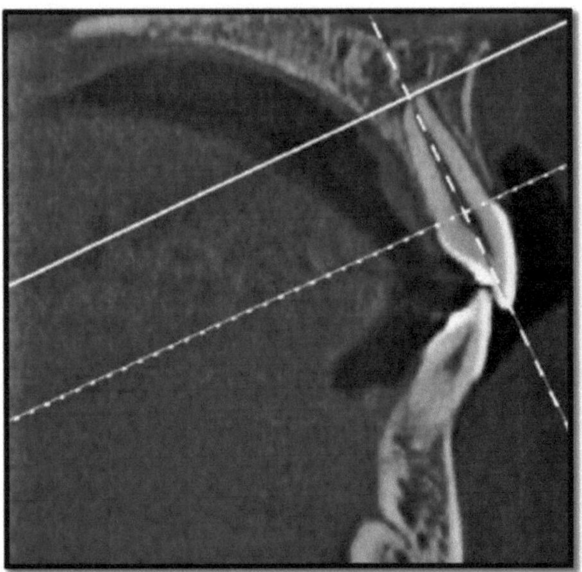

Figura 8a: Medição da reabsorção radicular entre duas linhas de referência, uma na junção cemento-esmalte e outra no ápice da raiz

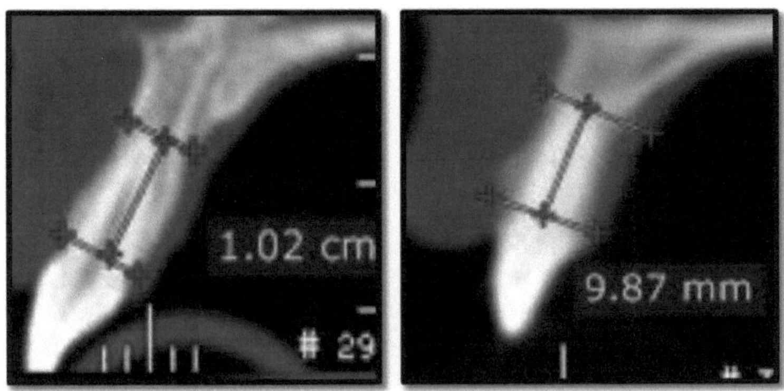

Figura 8b: Medição da reabsorção radicular

ANÁLISE ESTATÍSTICA

Os dados foram resumidos como média ± DP (desvio padrão). Os grupos dependentes (pré e pós) foram comparados através do teste t emparelhado. Os grupos independentes (alteração entre maxila e mandíbula) foram comparados pelo teste t de Student. Um $p<0,05$ bicaudal foi considerado estatisticamente significativo. As análises foram realizadas no software SPSS (Windows versão 17.0).

Capítulo 3

OBSERVAÇÕES E RESULTADOS

O presente estudo de tomografia computorizada (TC) trata da avaliação da reabsorção radicular apical externa durante a retração anterior. Foram recrutados 10 pacientes de ambos os sexos e idade entre 15-24 anos, com média (± DP) de 18,4±3,13. As medidas de resultado do estudo foram as medições das raízes dos dentes maxilares (incisivo central, incisivo lateral, canino, segundo pré-molar, primeiro molar - raiz mesiovestibular (mbr), primeiro molar-raiz distobucal (dbr) e primeiro molar-raiz palatina (pr) e dentes mandibulares (incisivo central, incisivo lateral, canino, segundo pré-molar, primeiro molar-raiz mesial (mr) e primeiro molar-raiz distal (dr) avaliados na pré-retração e pós-retração usando tomografia computadorizada. Os objectivos do estudo foram avaliar a reabsorção radicular apical durante a retração anterior. A reabsorção radicular na arcada maxilar e mandibular e a comparação entre elas estão resumidas abaixo nas secções A a D, respetivamente.

A. <u>Reabsorção radicular na arcada maxilar</u>

O comprimento das raízes antes (T_0) e depois da retração (T_1) (incisivo central, incisivo lateral, canino, segundo pré-molar, primeiro molar-mbr, primeiro molar-dbr e primeiro molar-pr) na arcada maxilar está resumido na Tabela 1 e também apresentado no Gráfico. 1. Comparando o comprimento médio da raiz, o teste t emparelhado mostrou uma diminuição significativa (p<0,001) das medidas na pós-retração em comparação com a pré-retração.

Além disso, a reabsorção radicular média (ou seja, a alteração média no comprimento da raiz do pré para o pós) foi mais elevada no incisivo lateral 1,79 mm (17,3%), seguida pelo incisivo central 1,57 mm (14,7%), primeiro molar-pr 1,25 mm

(10,2%), primeiro molar- dbr 0,81 mm (7.4%), canino 0,60mm (4,6%), primeiro molar- mbr 0,49mm (4,5%) e segundo pré-molar 0,49mm (4,1%), ou seja, (segundo pré-molar = primeiro molar- mbr< canino < primeiro molar-dbr< primeiro molar-pr< incisivo central < incisivo lateral) (Tabela 1 e Gráfico 2).

Tabela 1: Comparação do comprimento médio da raiz (mm) de vários dentes da arcada maxilar na Pré (T0) e Pós retração (T1) (Média ± DP).

Linear measurements (mm)	Pre(T_0) (n=20)	Post(T_1) (n=20)	Change (Pre-Post)	t value	p value
Central incisor	10.70 ± 0.53	9.12 ± 0.83	1.57 ± 0.88	7.98	<0.001
Lateral incisor	10.31 ± 0.73	8.52 ± 0.52	1.79 ⊥ 0.71	11.22	<0.001
Canine	13.12 ± 0.56	12.52 ± 0.28	0.60 ± 0.55	4.86	<0.001
Second premolar	11.99 ± 0.39	11.50 ± 0.31	0.49 ± 0.32	6.90	<0.001
First molar-mbr	10.88 ± 0.95	10.39 ± 0.88	0.49 ± 0.49	4.50	<0.001
First molar-dbr	10.88 ± 0.82	10.07 ± 0.61	0.81 ± 0.53	6.83	<0.001
First molar-pr	12.25 ± 0.74	11.00 ± 0.70	1.25 ± 0.96	5.86	<0.001

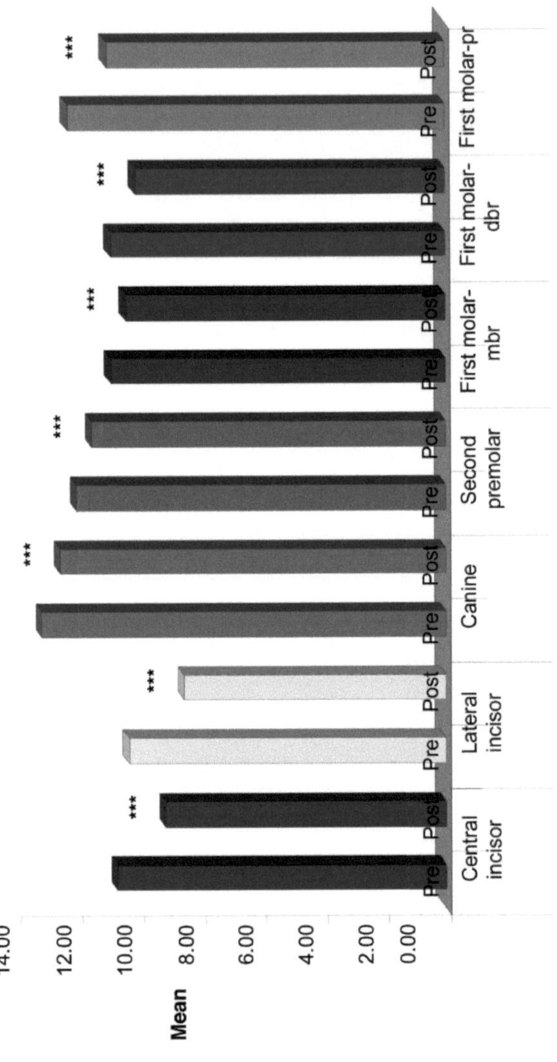

Gráfico 1. Comprimento radicular pré e pós retração na arcada maxilar.

18

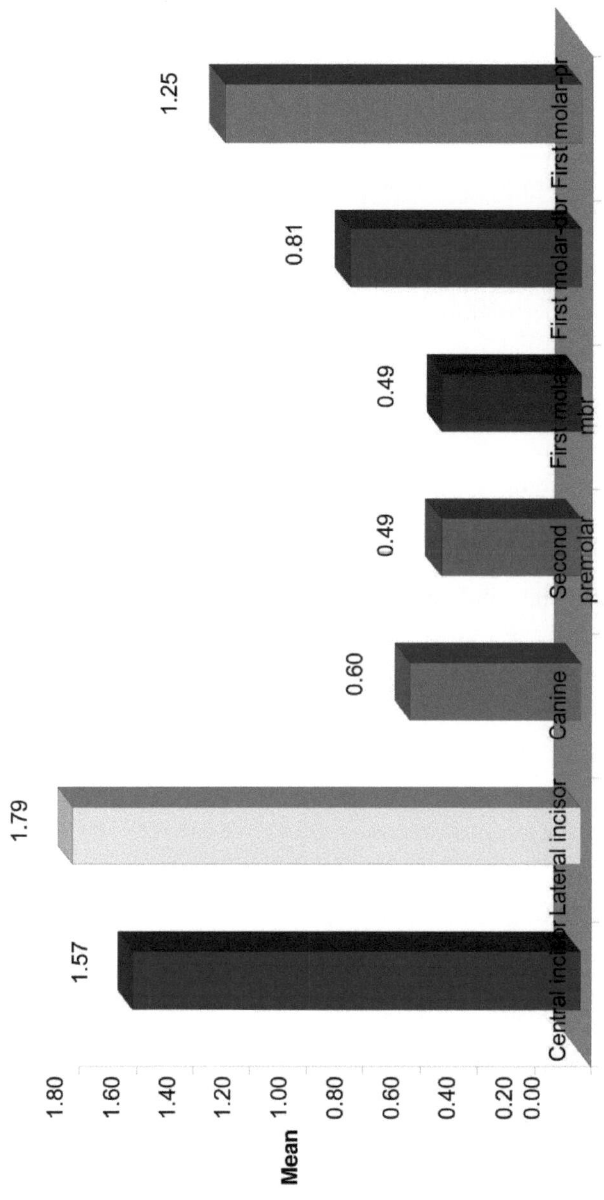

Gráfico 2. Média de reabsorção radicular na arcada maxilar.

19

B. <u>Reabsorção radicular no arco mandibular</u>

O comprimento da raiz antes (T_0) e depois da retração (T_1) (incisivo central, incisivo lateral, canino, segundo pré-molar, primeiro molar-mr e primeiro molar-dr) na arcada mandibular está resumido na Tabela 2 e também apresentado no gráfico 3. Comparando o comprimento médio das raízes, o teste t emparelhado mostrou uma diminuição significativa ($p<0,001$) nas medições após a retração, em comparação com as medições anteriores.

Além disso, a reabsorção radicular média (ou seja, a mudança média no comprimento da raiz do pré para o pós) foi encontrada mais alta no incisivo lateral 1,51 mm (16,3%), seguida pelo incisivo central 1,49 mm (16,0%), canino 0,53 mm (4,5%), primeiro molar-mr 0.42 mm (4,0%), primeiro molar-dr 0,42 mm (4,0%) e segundo pré-molar 0,38 mm (3,5%), ou seja, segundo pré-molar < primeiro molar-mr = primeiro molar-dr< canino < incisivo central < incisivo lateral (tabela 2 e gráfico 4).

Tabela 2: Comparação do comprimento médio da raiz (mm) de vários dentes na mandíbula arco no pré (T0) e pós retração (T1) (Média ± DP).

Linear measurements (mm)	Pre(T_0) (n=20)	Post(T_1) (n=20)	Change (Pre-Post)	t value	p value
Central incisor	9.31 ± 0.71	7.83 ± 1.03	1.49 ± 0.85	7.82	<0.001
Lateral incisor	9.29 ± 0.65	7.78 ± 0.97	1.51 ± 0.85	7.92	<0.001
Canine	11.73 ± 0.91	11.20 ± 0.80	0.53 ± 0.27	8.85	<0.001
Second premolar	10.87 ± 0.44	10.49 ± 0.48	0.38 ± 0.20	8.66	<0.001
First molar-mr	10.44 ± 0.97	10.02 ± 1.14	0.42 ± 0.25	7.50	<0.001
First molar-dr	10.37 ± 1.01	9.95 ± 0.91	0.42 ± 0.20	9.13	<0.001

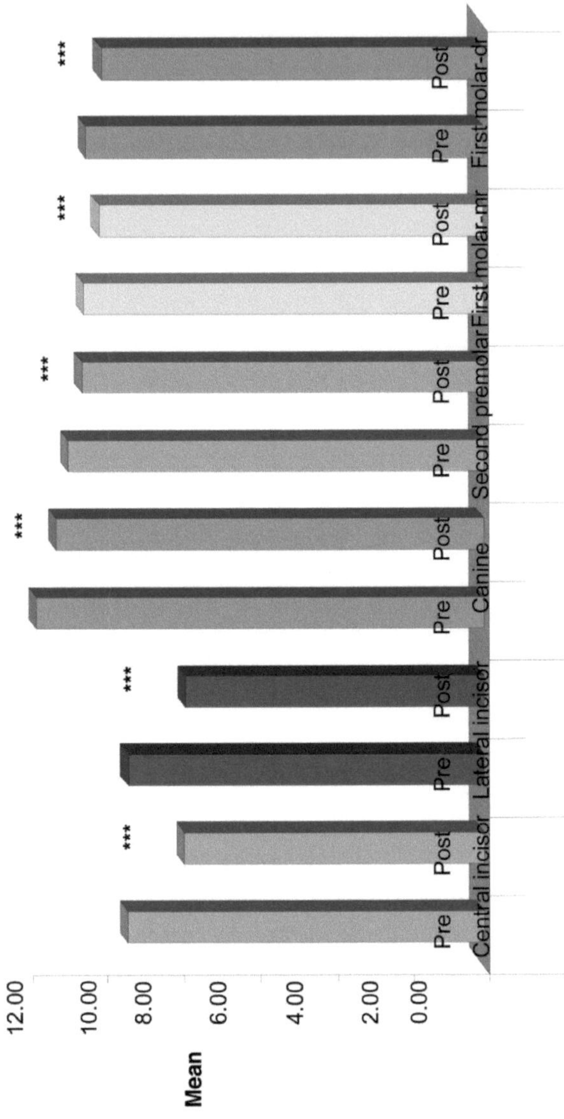

Gráfico 3. Comprimento da raiz antes e depois da retração na arcada mandibular.

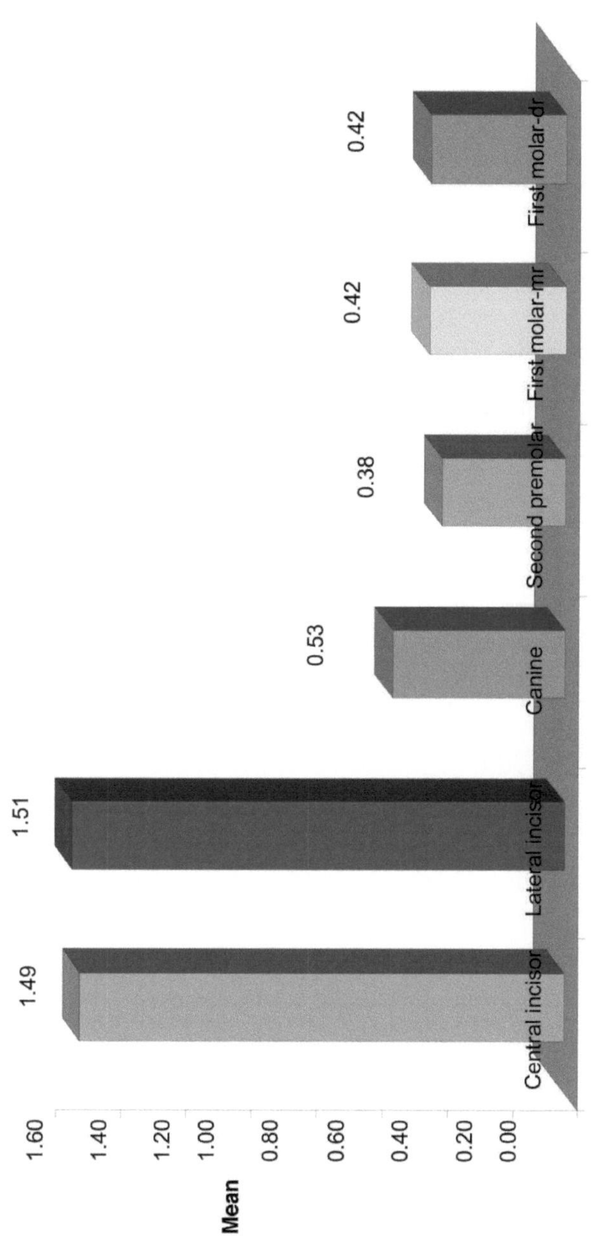

Gráfico 4. Média de reabsorção radicular no arco mandibular.

23

C. Comparação da reabsorção radicular entre a maxila e a mandíbula arcos

A comparação da reabsorção radicular entre os dentes maxilares e mandibulares também foi realizada e resumida na Tabela 3 e no Gráfico 5. Na comparação entre as arcadas maxilar e mandibular, o teste t de Student mostrou uma redução significativa ($p<0,01$) (50,9%) da reabsorção radicular média no primeiro molar da arcada mandibular em relação à maxilar. No entanto, não houve diferença significativa na reabsorção radicular média no incisivo central, incisivo lateral, canino e segundo pré-molar, embora tenha sido reduzida em 5,5%, 15,4%, 11,6% e 22,4%, respetivamente, na arcada mandibular em comparação com a maxilar (Tabela 3 e gráfico 5).

Tabela 3: Comparação da extensão da reabsorção radicular dos respectivos dentes entre arcos maxilar e mandibular.

Linear measurements (mm)	MAXILLA (n=20)	MANDIBLE (n=20)	% change	t value	P value
Central incisor	1.57 ± 0.88	1.49 ± 0.85	5.5	0.32	0.754
Lateral incisor	1.79 ± 0.71	1.51 ± 0.85	15.4	1.11	0.275
Canine	0.60 ± 0.55	0.53 ± 0.27	11.6	0.51	0.614
Second premolar	0.49 ± 0.32	0.38 ± 0.20	22.4	1.32	0.196
First molar	0.85 ± 0.61	0.42 ± 0.15	50.9	3.10	0.004
Total	1.06 ± 0.56	0.86 ± 0.37	18.4	1.30	0.203

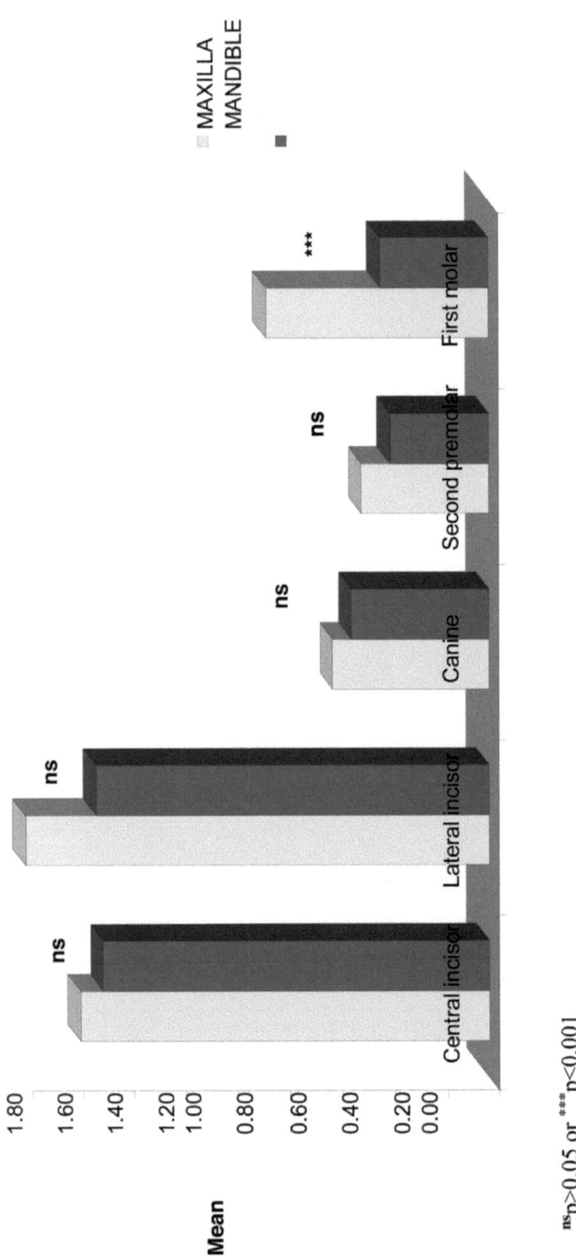

Gráfico 5. Comparação da reabsorção radicular entre as arcadas maxilar e mandibular.

D. Percentagem de raízes com diferentes graus de encurtamento radicular em arcos maxilar e mandibular.

Na pós-retração, a maior frequência observada foi de encurtamento radicular >0 mm e foi encontrada nas raízes do segundo pré-molar e dr do primeiro molar (100%) da arcada mandibular e do canino e mbr do primeiro molar da arcada maxilar (90%). A segunda maior percentagem observada foi a de encurtamento radicular >1 mm e foi encontrada nos incisivos laterais (60%), seguida dos incisivos centrais (40%) da arcada maxilar e dos incisivos (25%) da arcada mandibular. O encurtamento da raiz >2 mm foi encontrado em 40% dos incisivos centrais inferiores, 35% dos incisivos laterais inferiores, 30% dos incisivos centrais superiores e 25% dos incisivos laterais superiores. O encurtamento radicular >3 mm foi encontrado em 10% das raízes dos incisivos centrais superiores e na raiz palatina do molar superior e em 5% dos incisivos laterais e mandibulares superiores. (Tabela 4, 5 e Gráficos 6 e 7).

Tabela 4. Percentagem de raízes com diferentes extensões de encurtamento radicular na arcada maxilar.

MAXILLARY ARCH

		N	>0mm	>1mm	>2mm	>3mm
CENTRAL INCISOR		20	20	40	30	10
LATERAL INCISOR		20	5	60	25	10
CANINE		20	90	10		
SECOND PREMOLAR		20	80	20		
FIRST MOLAR	MBR	20	90	10		
FIRST MOLAR	DBR	20	50	50		
FIRST MOLAR	PR	20	40	50		10

Tabela 5. Percentagem de raízes com diferentes extensões de encurtamento radicular na arcada mandibular.

MANDIBULAR ARCH

		N	>0mm	>1mm	>2mm	>3mm
CENTRAL INCISOR		20	30	25	40	5
LATERAL INCISOR		20	35	25	35	5
CANINE		20	90	10		
SECOND PREMOLAR		20	100			
FIRST MOLAR	MR	20	95	5		
FIRST MOLAR	DR	20	100			

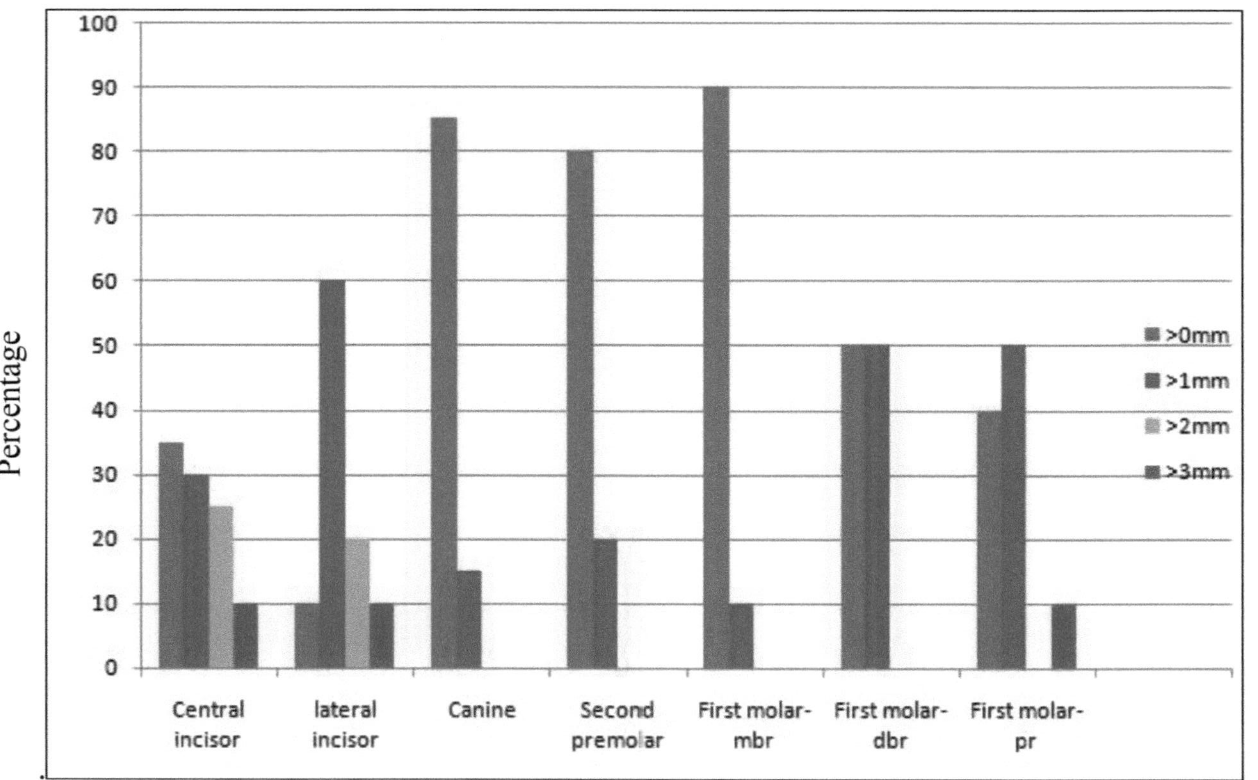

Gráfico 6: Percentagem de raízes com diferentes graus de encurtamento radicular na arcada maxilar.

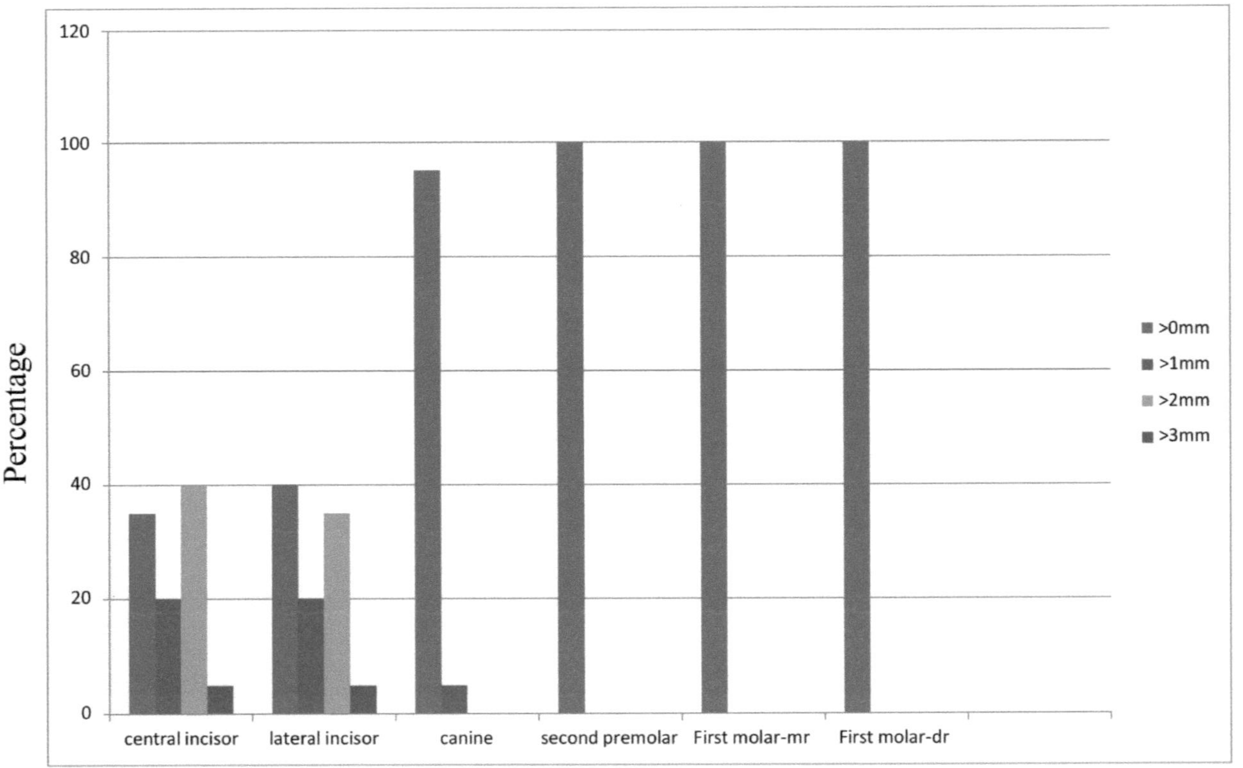

Gráfico 7. Percentagem de raízes com diferentes graus de encurtamento radicular na arcada mandibular

A reabsorção radicular apical externa (RRAE) é um efeito colateral relacionado à resposta biológica tecidual que permite a movimentação dos dentes durante o tratamento ortodôntico.[39-18] A sua patogénese está associada à remoção de tecido necrótico de áreas do ligamento periodontal que foram comprimidas pela carga ortodôntica.[53-19]

Vários factores têm sido implicados na iniciação e progressão da EARR durante o tratamento ortodôntico. Estes podem ser divididos em biológicos, mecânicos ou uma combinação dos dois.[54-20] A reabsorção radicular associada ao tratamento ortodôntico é mais evidente em indivíduos em que as forças aplicadas são fortes e de duração prolongada, aplicadas ao dente em direcções desfavoráveis, ou quando o dente é incapaz de suportar forças normais devido a um sistema de suporte enfraquecido.

A frequência de reabsorção radicular examinada por procedimento histológico é de 100% entre os dentes tratados ortodonticamente, mas não é tão frequentemente observada com a técnica radiográfica convencional.[55-21] Estas técnicas radiográficas podem subestimar ou sobrestimar a quantidade de perda de estrutura radicular.[56,57-22,23]

Os métodos radiográficos convencionais para avaliar o comprimento da raiz não podem compensar de forma fiável a distorção radiográfica inerente. Vários estudos demonstraram que a radiografia intra-oral convencional não é uma técnica fiável para detetar a reabsorção radicular externa nas suas fases iniciais. Para minimizar os erros na avaliação radiográfica, o desenho deste estudo incluiu a utilização de TC.

O presente estudo foi efectuado no Departamento de Ortodontia e Ortopedia Facial, Instituto de Ciências Dentárias, Bareilly. O estudo consistiu em Dentascans pré-retração e pós-retração de um total de 10 arcadas maxilares e 10 mandibulares que preencheram os critérios de inclusão. Os indivíduos incluídos eram 9 pacientes do sexo feminino e 1 paciente do sexo masculino para a arcada maxilar e 8 pacientes do sexo feminino e 2 pacientes do sexo masculino para a arcada mandibular. A idade variou entre um mínimo de 15 anos e um máximo de 24 anos, com uma média de 18,4±3,13 anos. Os primeiros pré-molares indicados foram extraídos em todas as arcadas envolvidas para a correção da dentição protruída, bem como para a correção da discrepância entre o material dentário e o comprimento da arcada. Nessa pesquisa, foi feita a padronização dos pacientes e do procedimento de tratamento.

A colagem dos dentes foi efectuada com braquetes de aço inoxidável 0,022, que têm uma resistência à fricção mais baixa.[58-24] O alinhamento inicial e o nivelamento foram efectuados com fio de NiTi de 0,016". O alinhamento foi efectuado até o fio de aço inoxidável 0.017 "X0.0125" encaixar passivamente na ranhura do bracket. Após o alinhamento e nivelamento inicial, foi realizada a retração em massa em ambas as arcadas.

Tian-Min Xuet al[59-25] afirmaram que a retração em massa é um procedimento eficaz no controlo da perda de ancoragem, em comparação com a técnica de retração em duas etapas. A técnica de retração em duas etapas consome mais tempo e também resulta na formação de espaços anestésicos distais aos dentes incisivos laterais.

A retração em massa foi realizada na arcada maxilar utilizando um T-Loop segmentar fabricado com TMA 0.017×0.025 incorporando 6 curvas pré-ativadas de acordo com as especificações dadas por **Burstone** (1982).[60-26] O uso do arco T-loop na retração em massa, fornece um sistema de força controlada para os dentes e permite um movimento dentário mais previsível.[61-27] O sistema de força produzido pelo arco T-loop ajuda a prever o movimento dentário resultante, que por sua vez prevê o resultado global do tratamento ortodôntico. As alças em T foram feitas com fio TMA.[62-28] Estas alças de liga metálica são preferíveis em comparação com as alças de aço inoxidável devido à sua maior amplitude de ativação[60-26] e força consistente.[62-28]

Na arcada mandibular, a retração em massa foi realizada utilizando uma mola helicoidal fechada de NiTi com uma força de 250 gramas. A mola helicoidal fechada foi fixada do gancho do canino inferior ao gancho dos primeiros molares inferiores. As molas de NiTi podem produzir um nível de força adequado numa gama suficientemente ampla para fechar um espaço de extração com uma única ativação.[63-29]

Na prática ortodôntica, o objetivo é produzir movimento dentário tanto quanto por reabsorção frontal. Forças mais leves são compatíveis com a sobrevivência das células dentro da PDL e uma remodelação do alvéolo dentário por uma "reabsorção frontal" relativamente indolor do alvéolo dentário. Tendo isto em mente, a força de retração foi mantida dentro do limite aconselhado.[64-30]

Vários métodos têm sido propostos para analisar as alterações de reabsorção radicular. De acordo com um estudo realizado por **Jung et al**[65-31] , a diferença do comprimento total do dente foi medida para avaliar a quantidade de reabsorção radicular. **Agarwal MSS**[52-32] utilizou escalas ordinais para o mesmo fim, em vez de medir o comprimento da raiz. **Ajmera S**[66-33] isolou cada raiz e fez um código de cores para estimar a perda de volume na raiz usando um software. Neste estudo, estudámos a reabsorção radicular com a ajuda do dentascan.

Todos os dentes, desde o incisivo central até ao primeiro molar, foram incluídos para estimar a reabsorção radicular. O limite de idade do grupo de estudo situava-se entre os 15 e os 24 anos. A idade mínima do paciente foi considerada 15 anos para eliminar qualquer efeito indesejável do crescimento residual da raiz, conforme sugerido por **Linge e Linge**[67-34] , **Horiuchi et al .**[2]

Na arcada maxilar, os incisivos laterais apresentaram a maior reabsorção radicular (1,79±0,71 mm), seguidos pelos incisivos centrais (1,57±1,05 mm), em comparação com qualquer outro dente. Esses achados estavam de acordo com o estudo feito por **Artun et** al[27-35] , que relataram um encurtamento da raiz de 1,17±1,15 mm em relação ao incisivo lateral e 1,01±1,05 mm no incisivo central. **Jung et al**[65-31] também observaram uma reabsorção radicular de 1,03±0,96 mm nos incisivos laterais superiores e uma reabsorção radicular de 0,98±0,82 mm nos incisivos centrais superiores em casos de extração. A razão pode ser o facto de a raiz do incisivo lateral ser mais pequena e ter uma forma mais cónica, pelo que sofre forças mais pesadas do que os outros dentes. Esses estudos contrastam com os achados de **Jung et al.**[65-31] , em que os incisivos centrais superiores apresentaram a maior reabsorção radicular, seguidos pelos incisivos laterais superiores.

Em geral, o tipo de dente que se deslocou mais longe tende a apresentar a EARR mais frequente e severa. Comparativamente, os incisivos superiores deslocaram-se uma distância maior durante o tratamento do que qualquer outro dente. Assim, este pode ser considerado um fator importante para a maior extensão de EARR nestes dentes.

Os casos de extração mostram uma maior incidência de reabsorção radicular em comparação com os casos sem extração, uma vez que os incisivos têm de se deslocar uma distância maior do que nos casos sem extração, tal como sugerido por **Sharpe et al.**[70-36]

Depois dos incisivos, os dentes molares apresentaram a maior reabsorção entre todos os dentes. As raízes palatinas apresentaram um encurtamento de 1,25±0,96mm e reabsorção radicular distobucal de 0,81±0,53mm. Resultados semelhantes foram relatados por **Sharpe et al.**[36] . Eles observaram que os molares tinham a segunda maior incidência de RRAE, depois dos incisivos centrais superiores. A alta incidência de RRAE pós-tratamento nos dentes molares pode refletir o aumento das tensões mecânicas colocadas sobre os dentes molares durante um período mais longo, em comparação com os dentes pré-molares. [52-32]

A reabsorção radicular no canino foi de 0,60±0,55 mm no nosso estudo. A menor reabsorção radicular foi observada no segundo pré-molar (0,49±0,32 mm), bem como na raiz mesio- vestibular dos primeiros molares. **Agarwal MSS et al.**[52-32] em seu estudo relataram reabsorção radicular mínima em raízes de pré-molares em casos de extração. No entanto, num estudo realizado por **Ajmera S et al**[66-33] , as raízes dos caninos mostraram menos reabsorção radicular após a retração em massa.

Da mesma forma, no arco mandibular, a quantidade de reabsorção radicular foi maior nos incisivos laterais (1,51±0,85 mm), seguida pelos incisivos centrais (1,49±0,85 mm). **Jung et al**[65-31] em seu estudo relataram uma reabsorção radicular de

0,63±0,52 mm nos incisivos laterais inferiores e EARR de 0,62±0,67 mm nos incisivos laterais inferiores.

incisivos centrais mandibulares em casos de extração. Resultados semelhantes foram observados em

o estudo realizado por **Apajalahti et al.**[31-38] . No seu estudo, os incisivos laterais mostraram mais reabsorção radicular do que os incisivos centrais. No presente estudo, a reabsorção radicular no canino foi de 0,53±0,27 mm e a reabsorção radicular mínima foi observada no pré-molar (0,38±0,20 mm). **Agarwal MSS et al**[52-32] em seu estudo também relataram reabsorção radicular mínima em pré-molares nos arcos mandibulares.

Na comparação entre as arcadas maxilar e mandibular, observou-se que os dentes maxilares apresentaram maior reabsorção radicular do que os dentes mandibulares. Foi observada maior reabsorção radicular nos incisivos superiores do que nos incisivos inferiores, embora a diferença não tenha sido significativa. Da mesma forma, **Huang et al**[36-39] demonstraram maior reabsorção radicular nos incisivos superiores em comparação com os incisivos inferiores. No entanto, não se registou uma diferença significativa quando se compararam os caninos e pré-molares das arcadas superior e inferior. Ao comparar os molares de ambas as arcadas, observou-se maior reabsorção radicular nos molares superiores do que nos molares inferiores, e essa diferença foi considerada estatisticamente significativa. Achados semelhantes foram relatados por **Agarwal MSS et al** .[52-32]

A proximidade entre as raízes dos incisivos centrais superiores e o osso cortical do alvéolo, o canal incisivo e o osso alveolar na face vestibular, aliada ao tipo de movimento, pode explicar a maior incidência de RRAE severa nesses dentes.

Ao comparar a frequência de reabsorção radicular, todos os dentes apresentaram algum grau de encurtamento radicular. Achados semelhantes foram relatados nos estudos de **Levander e Malmgren**[25-40] e **Smale e colegas**[9] . Uma grande variação na prevalência de reabsorção radicular é relatada devido à variação no método de exame, definição de reabsorção radicular e tipo de aparelhos utilizados. **Lund et al**[39-41] também observaram que quase todos os pacientes apresentavam algum grau de reabsorção radicular.

A maior percentagem de raízes com mais de 1 mm de reabsorção radicular foi observada nos incisivos laterais (60%), seguidos dos incisivos centrais (40%) da arcada maxilar. Na arcada mandibular, 25% dos incisivos centrais e laterais apresentaram mais de 1 mm de reabsorção radicular. **Smale et al**[9] enfatizaram que a reabsorção radicular é frequente nos dentes anteriores superiores, particularmente nos incisivos laterais. Com a intrusão e a retração simultâneas, a concentração de tensão seria maior no ápice, levando a uma maior reabsorção radicular nos incisivos centrais e laterais da arcada maxilar.[66-33]

Apenas 10% dos caninos maxilares e mandibulares apresentaram reabsorção radicular superior a 1 mm. Apenas 20% das raízes dos pré-molares da arcada maxilar apresentavam reabsorção superior a 1 mm, mas nenhuma das raízes dos pré-molares da arcada mandibular apresentava reabsorção radicular superior a 1 mm. Num estudo realizado por **Jung et al**[65-31] apenas 2% dos pré-molares apresentaram reabsorção radicular superior a 1 mm. 10% das raízes palatinas dos molares superiores apresentaram reabsorção radicular superior a 3 mm. A quantidade de reabsorção aumenta com o aumento do comprimento da raiz[71-42,72-43] e com a redução da largura da raiz[73-44] , como observado na raiz palatina dos molares superiores. A reabsorção radicular superior a 3mm foi observada em 30% dos dentes maxilares e em 10% dos dentes mandibulares. Neste estudo, os laterais do maxilar foram mais reabsorvidos e registaram uma reabsorção radicular mais extensa do que qualquer outro dente, ao passo que os pré-molares foram menos reabsorvidos e apresentaram uma reabsorção radicular menos extensa.

A RRAE é uma consequência iatrogénica inevitável do tratamento ortodôntico. A gravidade da reabsorção radicular aumenta quando os anteros maxilares e mandibulares são retraídos em casos de extração de pré-molares. A reabsorção radicular foi observada em quase todos os dentes, em alguma medida. As maiores chances de reabsorção radicular foram observadas nos incisivos laterais e a reabsorção mínima foi observada nas raízes dos pré-molares.

A descoberta significativa indica que a reabsorção radicular é mais comum nos incisivos devido à sua proximidade com o osso cortical durante a retração. Isso pode levar a uma relação coroa/raiz desfavorável nesses dentes. Assim, a monitorização periódica pode limitar estas sequelas iatrogénicas comuns da ortodontia tratamento.

Capítulo 5

<u>CONCLUSÃO</u>

Os resultados do estudo permitiram chegar às seguintes conclusões.

1. A reabsorção radicular apical externa ocorreu em quase todos os dentes, desde os incisivos até ao primeiro molar, durante a retração anterior em massa.

2. Os dentes maxilares são mais propensos à reabsorção radicular apical externa do que os dentes mandibulares.

3. Os incisivos laterais apresentaram maior reabsorção radicular, seguidos pelos incisivos centrais e molares, enquanto que a reabsorção radicular mínima foi observada nos pré-molares, tanto na arcada maxilar como na mandibular.

4. No molar maxilar, as raízes palatinas mostraram maior reabsorção radicular em comparação com as raízes mesiovestibular e distovestibular, enquanto no molar mandibular tanto as raízes mesiais como as distais foram igualmente reabsorvidas.

5, 30% das raízes na arcada maxilar e 10% na arcada mandibular apresentaram reabsorção radicular superior a 3 mm.

6. Foram observadas reabsorções radiculares superiores a 1 mm em 60% e 40% dos incisivos laterais e incisivos centrais, respetivamente, da arcada maxilar e em 25% dos incisivos da arcada mandibular.

Capítulo 6
<u>RESUMO</u>

A reabsorção radicular é uma sequela indesejável do tratamento ortodôntico que resulta na perda permanente da estrutura do dente devido a uma resposta biológica do tecido. A maior parte da reabsorção é clinicamente insignificante, mas, se for severa, a reabsorção radicular ameaça a longevidade dos dentes.

O presente estudo de tomografia computorizada (TC) avalia a reabsorção radicular apical externa durante a retração anterior. Foram recrutados um total de 10 pacientes de ambos os sexos e com idades compreendidas entre os 15 e os 24 anos, com uma média de 18,4±3,13 anos. Todos os dentes, do incisivo central ao primeiro molar, foram incluídos no estudo. Os objectivos do estudo foram avaliar a reabsorção radicular apical durante a retração anterior. Foi avaliada a reabsorção radicular nas arcadas maxilar e mandibular e a comparação entre as duas arcadas.

Após a seleção dos pacientes, foram efectuados os registos de rotina de todos os pacientes, ou seja, a história detalhada do caso, modelos de estudo, fotografias extra e intra-orais. Além disso, também foram efectuados exames de tomografia computorizada. A tomografia computorizada foi utilizada para avaliar as alterações na reabsorção radicular antes e depois da retração dos dentes anteriores

Os primeiros pré-molares foram extraídos para conseguir a correção da dentição protruída, bem como para a correção da discrepância entre o material dentário e o comprimento da arcada. A colagem dos dentes foi feita com braquetes de aço inoxidável 0,022. Após o alinhamento inicial e o nivelamento, foi realizada retração em massa em ambas as arcadas.

A retração em massa foi realizada na arcada maxilar utilizando T-Loop fabricado com TMA 0.017 0.025" incorporando 6 curvas pré activadas. Na arcada mandibular, a retração em massa foi realizada com uma mola helicoidal fechada de NiTi com uma força de 250 gramas.

Os resultados indicam que a EARR ocorreu em quase todos os dentes, desde os incisivos até ao primeiro molar, mas a arcada maxilar foi mais afetada do que a arcada mandibular. Os incisivos laterais em ambas as arcadas apresentaram reabsorção radicular máxima, seguidos pelos incisivos centrais e molares, enquanto a reabsorção radicular mínima foi observada nos pré-molares em ambas as arcadas. 30% das raízes na arcada maxilar e 10% na arcada mandibular apresentaram reabsorção radicular superior a 3 mm. 60% dos incisivos laterais superiores e 50% da raiz palatina do primeiro molar superior apresentaram reabsorção radicular superior a 1 mm.

Os convencionais telerradiografias laterais bidimensionais (2D) apresentam várias limitações no que diz respeito à investigação das alterações no osso alveolar e nas raízes, especialmente na região anterior, como resultado da projeção sagital média. O advento da técnica de TC tem a vantagem de permitir a visualização ideal de cada dente, apesar das mudanças de posição dentária que ocorrem durante o tratamento ortodôntico, melhorando, assim, a reprodutibilidade.

Pacientes submetidos a tratamento ortodôntico com retração em massa em casos de extração de pré-molares são mais propensos a apresentar RRA severa. Assim, é importante compreender o papel da ortodontia na ocorrência da RRAE. Um maior conhecimento derivado de investigação de alta qualidade ajudará a minimizar os efeitos nocivos e a diminuir a frequência e a gravidade da reabsorção radicular apical.

BIBLIOGRAFIA

1. Baumrind S, Korn EL, Boyd RL. Reabsorção radicular apical em adultos tratados ortodonticamente. Am J Orthod Dentofac Orthop. 1996; 110:311-320.

2. Horiuchi A., Hotokezaka H, Kobayashi K. Correlação entre a proximidade da placa cortical e a reabsorção radicular apical. Am J Orthod Dentofac Orthop. 1998; 114: 311- 318.

3. Lee KS, Straja SR, Tuncay OC. Perceived Long Term Prognosis of Teeth with Orthodontically Resorbed Roots (Prognóstico Percebido a Longo Prazo de Dentes com Raízes Ortodonticamente Reabsorvidas). Orthod Craniofac Res. 2003; 6:177-191.

4. Reitan K. Initial Tissue Behavior during Apical Root Resorption (Comportamento inicial do tecido durante a reabsorção radicular apical). Angle Orthod. 1974; 44: 68-82.

5. Weltman B, Vig KW, Fields HW, Shanker S, Kaizar EE. Root Resorption associated with Orthodontic Tooth Movement: A Systematic Review. Am J Orthod Dentofac Orthop. 2010; 137:462-476.

6. Mirabella AD, Artun J. Prevalência e gravidade da reabsorção radicular apical em dentes anteriores superiores em pacientes ortodônticos adultos. Eur J Orthod 1995; 17:93-9.

7. Alejandro Iglesias-Linares, Boris Sonnenberg, Beatriz Solano, Rosa-Maria Yanez-Vico, Enrique Solano, Steven J. Lindauer, andCarlos Flores-Mir (2016) Orthodontically induced external apical root resorption in patients treated with

fixed appliances vs removable aligners.   The AngleOrthodontist   In-Press.**doi:** http://dx.doi.Org/10.2319/02016-101.1.

8. Motokawa M, Terao A, Kaku M. Associação entre a reabsorção radicular incidente no tratamento ortodôntico e os factores de tratamento. Eur Jr Orthod.2012; 34: 350-356.

9. Isolde S, Artun J, Behbehani F, Doppel D. Reabsorção radicular apical 6 meses após o início da terapia com aparelho ortodôntico fixo. Am J Orthod Dentofac Orthop 2005; 128:57-67.

10. Barbagallo LJ, Jones AS, Petocz P, Darendeliler MA. Propriedades físicas do cimento radicular: Parte 10. Comparação dos Efeitos de Aparelhos Termoplásticos Removíveis Invisíveis com Forças Ortodônticas Leves e Pesadas no Cimento de Premolares. Um estudo de tomografia microcomputada. Am J Orthod Dentofac Orthop.2008; 133:218-227.

11. Costopoulos G, Nanda R. Uma Avaliação da Reabsorção Radicular Incidente na Intrusão Ortodôntica. Am J Orthod Dentofac Orthop. 1996; 109:543548.

12. Baek SH, Kim BH. Determinantes do Sucesso do Tratamento da Protrusão Bimaxilar: Orthodontic Treatment versus Anterior Segmental Osteotomy. J Craniofac Surg. 2005;   16:234-246.

13. Ten Hoeve A, Mulie RM. The Effect of Antero-Postero Incisor Repositioning On the Palatal Cortex as Studied with Laminagraphy. J Clin Orthod. 1976; 10:804-822.

14. Chan EK, Darendeliler MA. Explorando a Terceira Dimensão na Reabsorção

Radicular. Orthod Craniofac Res. 2004; 7:64-70.

15. Sameshima GT, Asgarifar KO. Assessment of Root Resorption and Root Shape: Periapical vs. Panoramic Films. Angle Orthod. 2001; 71:185-9.

16. Dudic A, Giannopoulou C, Martinez M, Montet X, Kiliaridis S. Diagnostic Accuracy of Digitized Periapical Radiographs Validated against Micro-Computed Tomography Scanning in Evaluating Orthodontically Induced Apical Root Resorption. Eur J Oral Sci. 2008; 116:467-72.

17. Chande S, Agrawal A, Singh N. Dentascan: A Diagnostic Boon. J Dent Sci Rch 2013; 4:13 - 17.

18. Lund H, Grondahl K, Grondahl HG. Cone Beam Computed Tomography for Assessment of Root Length and Marginal Bone Level during Orthodontic Treatment (Tomografia computorizada de feixe cónico para avaliação do comprimento da raiz e do nível ósseo marginal durante o tratamento ortodôntico). Angle Orthod. 2010; 80:466-473.

19. McNab S, Battistutta D, Taverne A, Symons AL. Reabsorção radicular apical externa após tratamento ortodôntico. Angle Orthod 2000; 70: 227-232

20. Brezniak N, Wasserstein A. Root ResorptionAfter Orthodontic Treatment. Parte 2. Revisão da Literatura. Am J Orthod Dentofac Orthop. 1993; 103:138-146.

21. Brezniak N, Wasserstein A. Reabsorção radicular inflamatória induzida ortodonticamente. Parte I. Aspectos básicos da ciência. Angle Orthod. 2002; 72:175-179.

22. Patel S, Dawood A, Wilson R, Horner K, Mannocci F. The Detection And Management of Root Resorption Lesions Using Intraoral Radiography and Cone Beam Computed Tomography- An In Vivo Investigation. Int Endod J. 2009; 42: 831-838.

23. Durack C, Patel S, Davies J, Wilson R, Mannocci F. Precisão de diagnóstico da tomografia computorizada de feixe cónico de pequeno volume e da radiografia periapical intra-oral para a deteção de reabsorção radicular inflamatória externa simulada. Int Endod J. 2011; 44:136-147.

24. Tselepsis M, Brockhurst P, West VC. The Dynamic Frictional Resistance between Orthodontic Brackets and Arch wires. Am J Orthoddentofacorthop1994; 106:131-138.

25. Xu TM, Zhang X, Oh HS,Boyd RL, Korn EL, Baumrind S. Ensaio clínico aleatório que compara o controlo da ancoragem maxilar com 2 técnicas de retração. Am J Orthod Dentofac Orthop 2010; 138:544.E1-544.E9.

26. Burstone CJ. A abordagem do arco segmentado para o fechamento de espaços. Am J Orthod Dentofac Orthop 1982; 82: 361-378.

27. Felemban N H., Sulaimani F. Retração em massa versus retração em duas etapas dos dentes anteriores no tratamento de extração da protrusão bimaxilar Jr Orthod Sci 2013;2: 28-38.

28. Mehta KR, Sable RB. Comparação da quantidade de retração do canino maxilar com anéis em T utilizando TMA e fios de aço inoxidável: Um estudo clínico. J Ind Orthod Soc 2013; 47 (4): 178-183.

29. Barlow M, Kula K. Factores que influenciam a eficiência da mecânica de deslizamento para fechar o espaço de extração: A Systematic Review. Orthod Craniofac Res 2008; 11(2):65- 73.

30. Proffit WR, Fields HW, Sarver DM. Ortodontia Contemporânea. Quarta Edição 2007 Pg No334.

31. Jung YH, Cho. BH, Reabsorção radicular externa após tratamento ortodôntico: Um Estudo dos Factores Contribuintes .Imaging Sci Dent 2011; 41 : 17-21

32. Agarwal SS, et al. A radiographic study of External Apical Root Resorption in Patients Treated with Single Phase Fixed Orthodontic Therapy. Med J Forças Armadas da Índia. (2016), http://dx.doi.org/10.1016/j.mjafi.2016.04.005

33. Ajmera S, Venkatesh S. Avaliação volumétrica da reabsorção radicular durante o tratamento ortodôntico. Jr Cl Orthod 2014; 48: 113119.

34. Linge, Linge BO. Caraterísticas do paciente e variáveis de tratamento associadas à reabsorção radicular apical durante o tratamento ortodôntico. Am J OrthodDentofacOrthop 1991; 99:35-43.

35. Brezniak N, Goren S, Zoizner R., The Use of an Individual Jig in Measuring Tooth Length Changes .Angle Orthod 2004;74:778-783.

36. Sharpe W, Reed B, Subtelny JD, Poison A. Orthodontic Relapse, Apical Root Resorption and Crestal Alveolar Bone Levels. Am J Orthod Dentofac Orthop. 1987; 91:252-258.

37. Apajalahti S, Peltola JS. Reabsorção radicular apical após tratamento ortodôntico

Tratamento - Um estudo retrospetivo. Eur J Orthod. 2007; 29:408-412.

38 Huanga Y, Wangb X, Zhangc J, Liud C. Encurtamento da raiz em pacientes tratados

com procedimentos de fechamento de espaço em duas etapas e em massa com

mecânica de deslizamento Angle Orthod. 2010; 80:492-497.

39. Levander E, Malmgren O, Evaluation of the Risk of Root Resorption during

Orthodontic Treatment: Um Estudo dos Incisivos Superiores Eur J Orthod. 1988;

10(1):30-38.

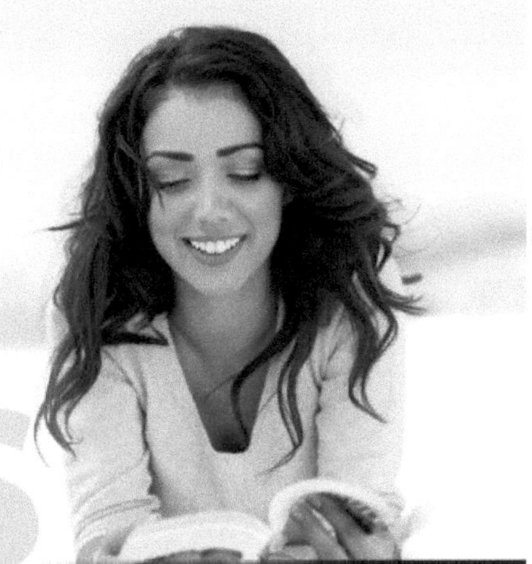

yes

I want morebooks!

Buy your books fast and straightforward online - at one of world's fastest growing online book stores! Environmentally sound due to Print-on-Demand technologies.

Buy your books online at
www.morebooks.shop

Compre os seus livros mais rápido e diretamente na internet, em uma das livrarias on-line com o maior crescimento no mundo! Produção que protege o meio ambiente através das tecnologias de impressão sob demanda.

Compre os seus livros on-line em
www.morebooks.shop

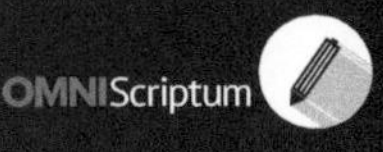

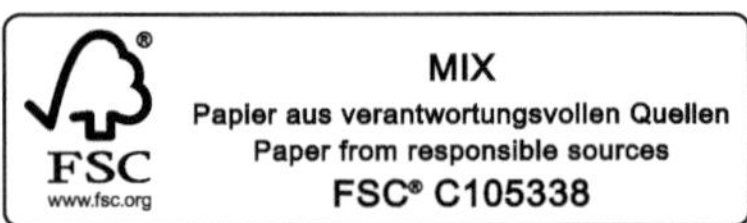

Printed by Books on Demand GmbH, Norderstedt / Germany